FERNANDA PAIVA MASCARENHAS

# Lalá não usa fraldas

Como ser bem sucedido na retirada de fraldas

COLEÇÃO ESTOU CRESCENDO

Coleção

**Estou Crescendo**

Lalá não usa Fraldas : como ser bem sucedido na retirada de fraldas



DIRETOR
Alcebino Santana

REVISÃO
Giovanna M. Hailer Felipes

COORDENAÇÃO EDITORIAL
Karol Oliveira

ILUSTRAÇÃO E DIAGRAMAÇÃO
André Santos

DIREÇÃO DE ARTE
Tiago Rabello

---

M395 Mascarenhas, Fernanda Ribeiro Paiva.
Lalá não usa Fraldas : como ser bem sucedido na retirada de fraldas/ Fernanda Paiva Mascarenhas. – Belo Horizonte : Artesã, 2021.
28 p. : il. ; 23 cm.
ISBN: 978-65-86140-55-2

1. Psicologia do desenvolvimento. 2. Educação infantil.
3. Desenvolvimento infantil. 4. Psicologia clínica.
5. Desfralde. I. Título.

CDU 159.92

---

Catalogação: Aline M. Sima CRB-6/2645

IMPRESSO NO BRASIL
*Printed in Brazil*

(31) 2511-2040 (31) 99403-2227
**www.artesaeditora.com.br**
Av. Rio Pomba 455, Carlos Prates- Cep: 30720-290 | Belo Horizonte - MG
**/ artesaeditora**

## AGRADECIMENTOS

Agradeço a Deus pela vida.

Aos meus pais pela dedicação e atenção de sempre.

Ao meu marido, Marcello, pelo apoio na realização desse projeto.

Às minhas filhas, Ana Laura e Marcella, que me ensinam a ser cada dia melhor e me permitiram grandes aprendizagens.

Ao meu trabalho e a todos os professores, pais, crianças e familiares que orientei nessa caminhada profissional.

# DEDICATÓRIA

A presente obra é dedicada a todos os pais e profissionais que desejam o melhor para o desenvolvimento emocional de seus filhos, alunos e/ou pacientes.

*"O bom livro é aquele que se abre com interesse e se fecha com proveito".*
*Amos Alcott*

# APRESENTAÇÃO DA COLEÇÃO "ESTOU CRESCENDO"

A coleção "**Estou Crescendo**" tem como objetivo contribuir para o desenvolvimento infantil saudável na primeira infância, período da vida que vai da gestação até os seis anos de idade. Nessa fase, a criança começa a deixar de ser bebê (dependência total) para se transformar em um ser mais independente e autônomo, deixará de usar o bico, a fralda, a mamadeira, entrará na escola e passará por vários outros desafios.

O desenvolvimento infantil é um processo gradativo e tem várias fases. Cada criança é um ser único, por isso precisa ser respeitada e orientada no seu tempo e dentro de suas necessidades. O ambiente em que a criança está inserida, os laços de afeto, vínculo e carinho serão importantes para o seu desenvolvimento emocional e cognitivo. Pensando nisso, a coleção pretende oferecer recursos e dicas que auxiliem os pais, as crianças e os profissionais para que o crescimento e amadurecimento aconteça de maneira afetuosa, amena e saudável.

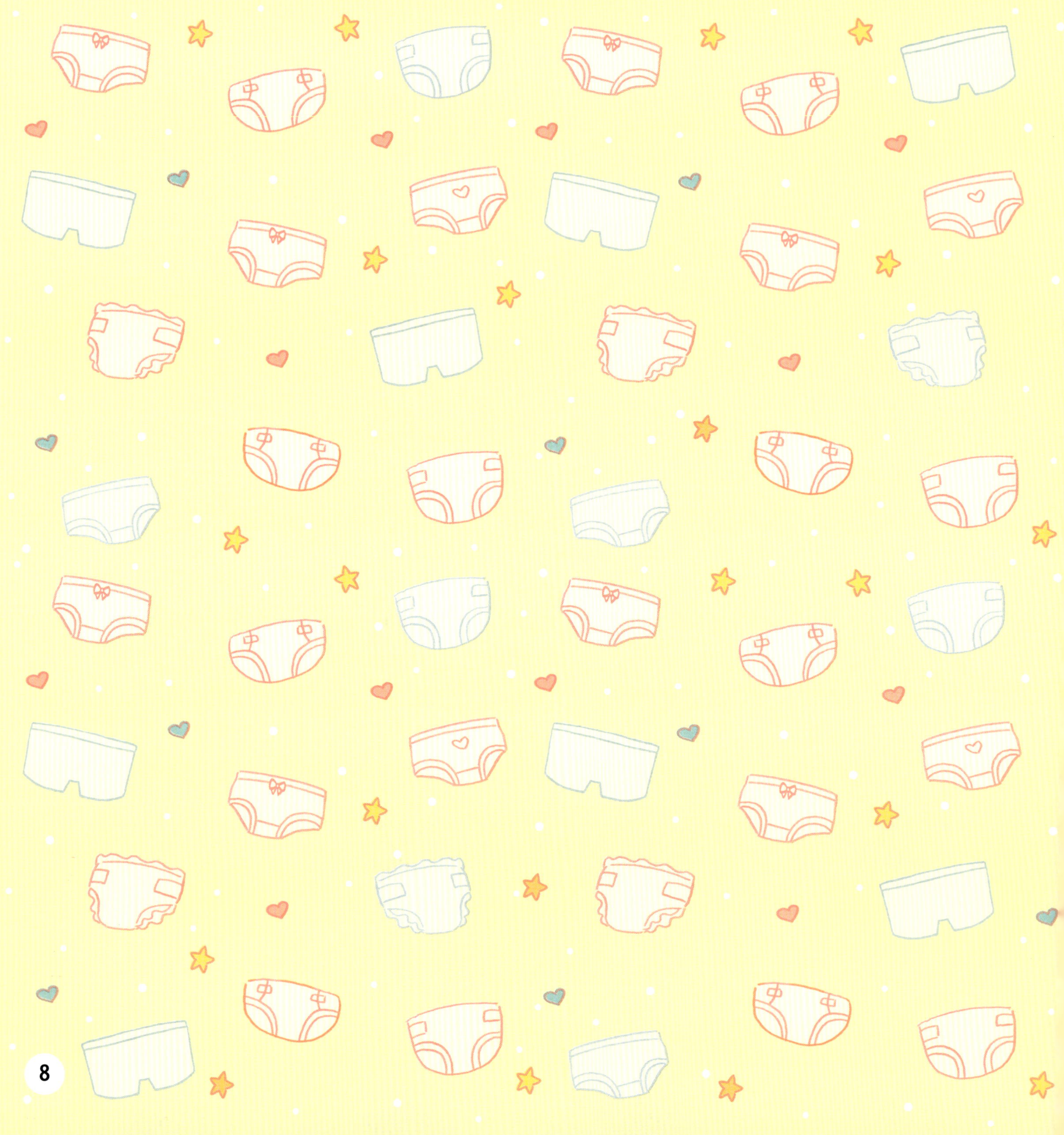

# LALÁ NÃO USA FRALDAS

A presente obra tem como objetivo auxiliar pais, professores, familiares e crianças no processo de retirada da fralda. Esse processo, que muitas vezes parece quase impossível de acontecer, pode ser vivenciado de maneira tranquila e saudável.

Como psicóloga e psicopedagoga clínica e institucional, inúmeras vezes recebi pais com dificuldades no processo de retirada da fralda, com várias dúvidas, sem saber como deveriam proceder. Além disso, estive com professores e crianças vivenciando o mesmo processo em sala de aula.

Ao acolher a demanda individual, observei que a literatura infantil era uma excelente aliada nesse processo, pois nessa idade as crianças se envolvem e se identificam com os personagens literários.

Diante disso, tive a ideia de escrever uma obra que auxiliasse a todos, com uma história clara e infantil para os pequenos e um texto com orientação aos pais, familiares e professores.

Espero que meu sonho possa ser valioso a todos aqueles que precisam de ajuda.

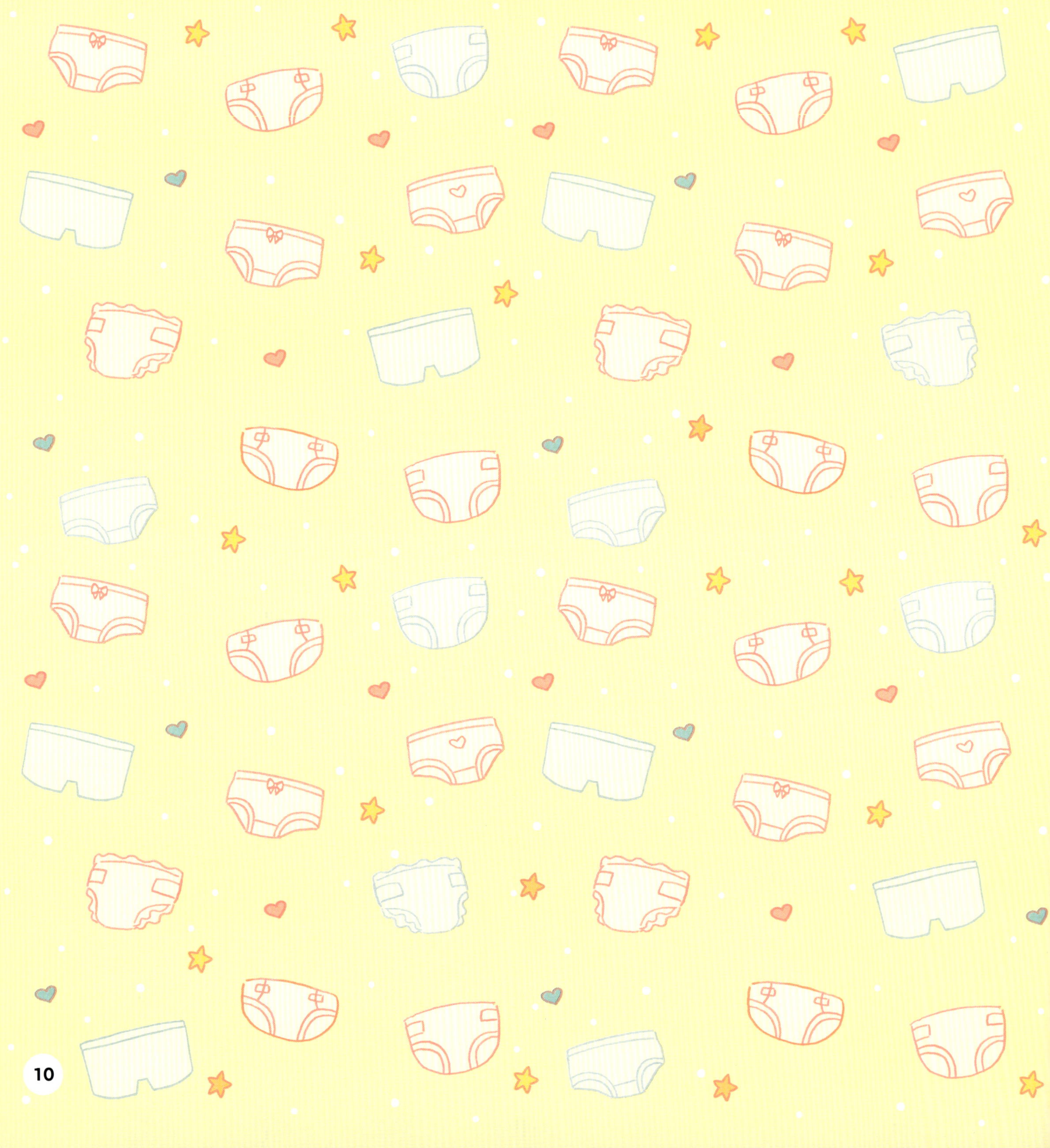

Esta é a Lalá. Lalá já está na escola.
A menina está crescendo rápido e agora,
a sua mamãe e o seu papai disseram que
chegou a hora dela se despedir das fraldas.

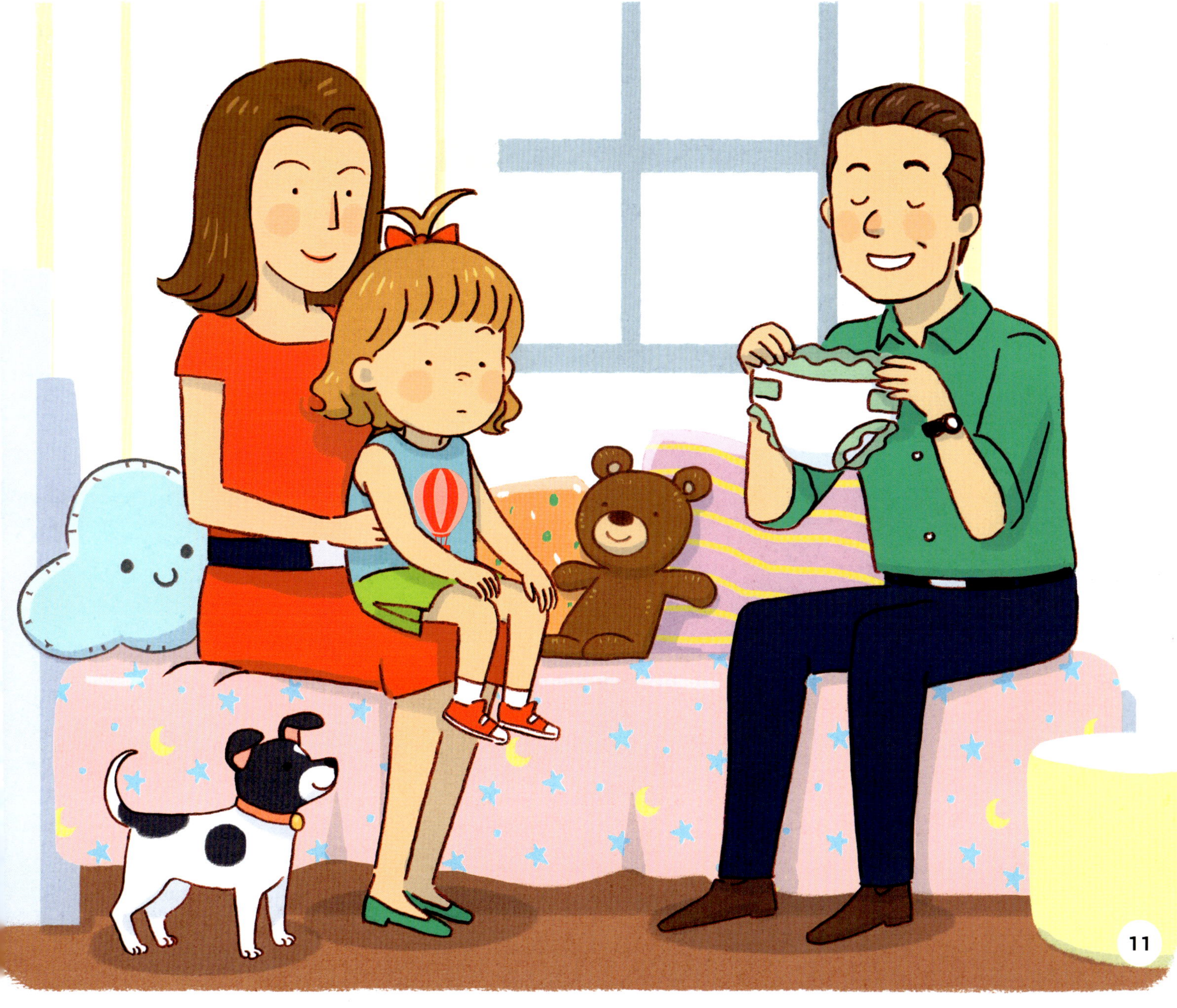

A mamãe de Lalá disse
que ela vai usar calcinha.
Mas, Nando, o irmão mais
velho de Lalá, usa cueca.

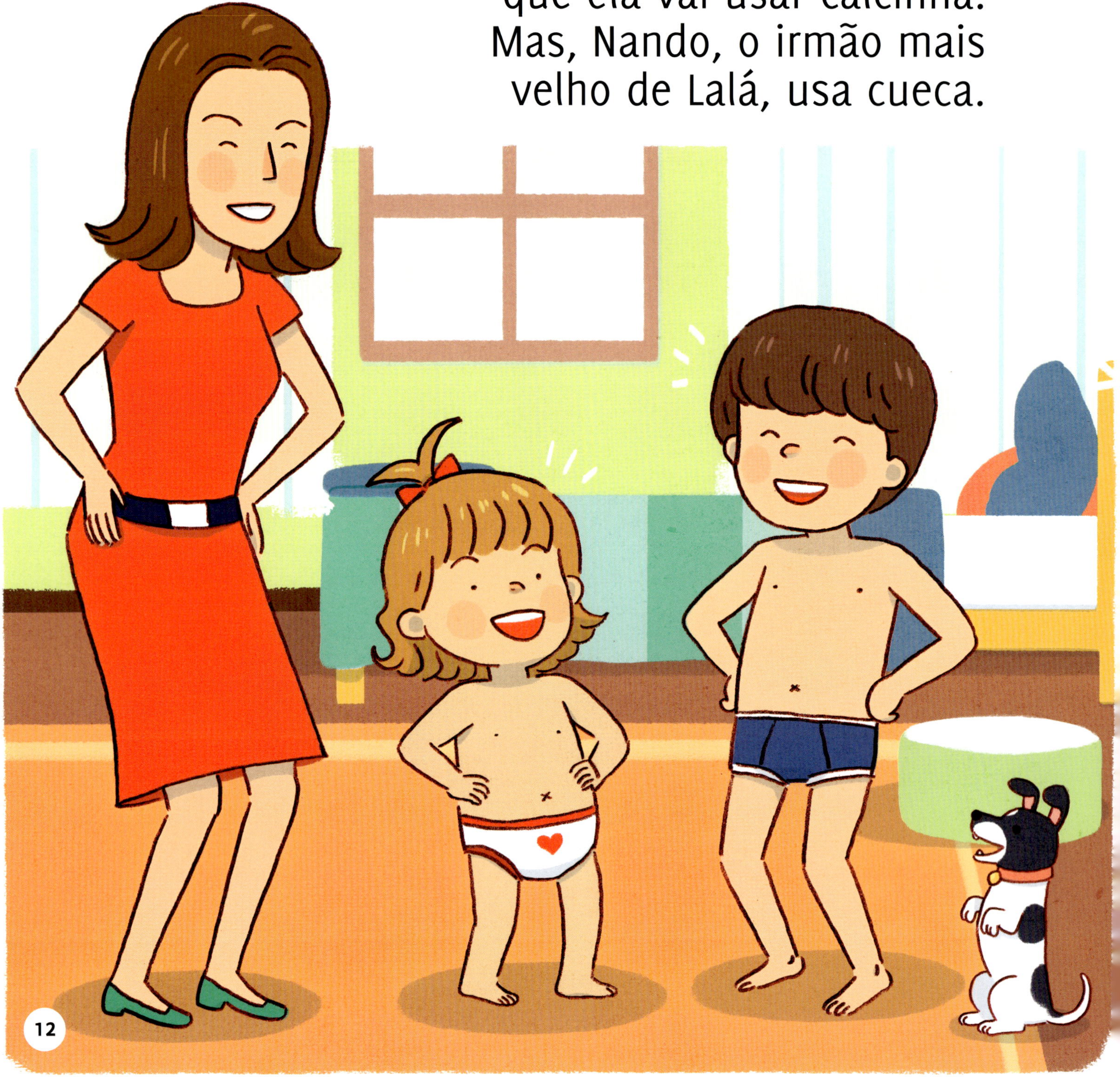

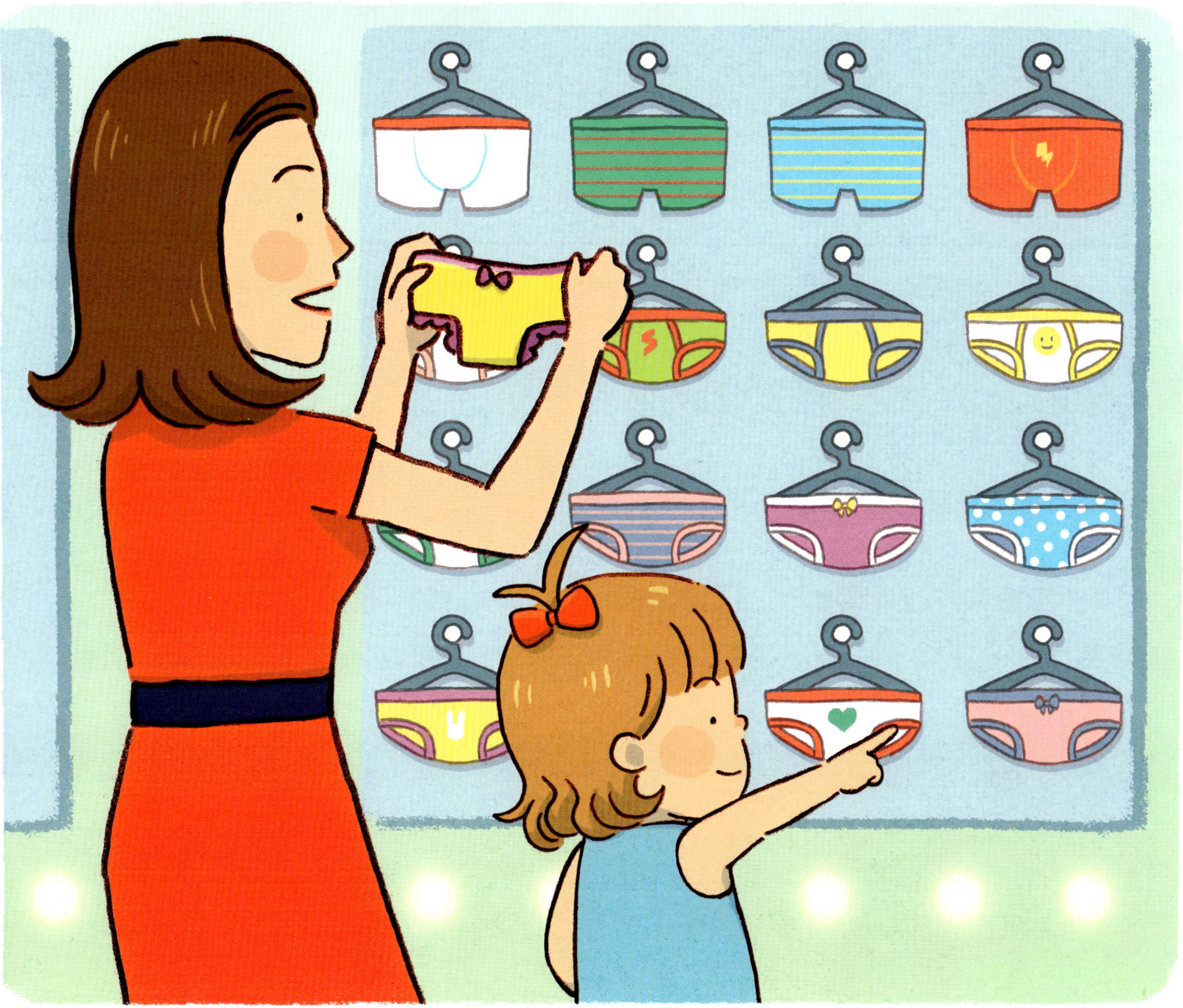

Lalá foi com sua mamãe a uma loja e lá compraram calcinhas lindas. Elas também levaram cuecas novas e maiores para Nando. Ele também está crescendo e suas cuecas estão ficando pequenas.

Em casa, a mamãe mostrou para Lalá o vaso e o penico. Ela pediu para Lalá dizer qual dos dois gostaria de usar.

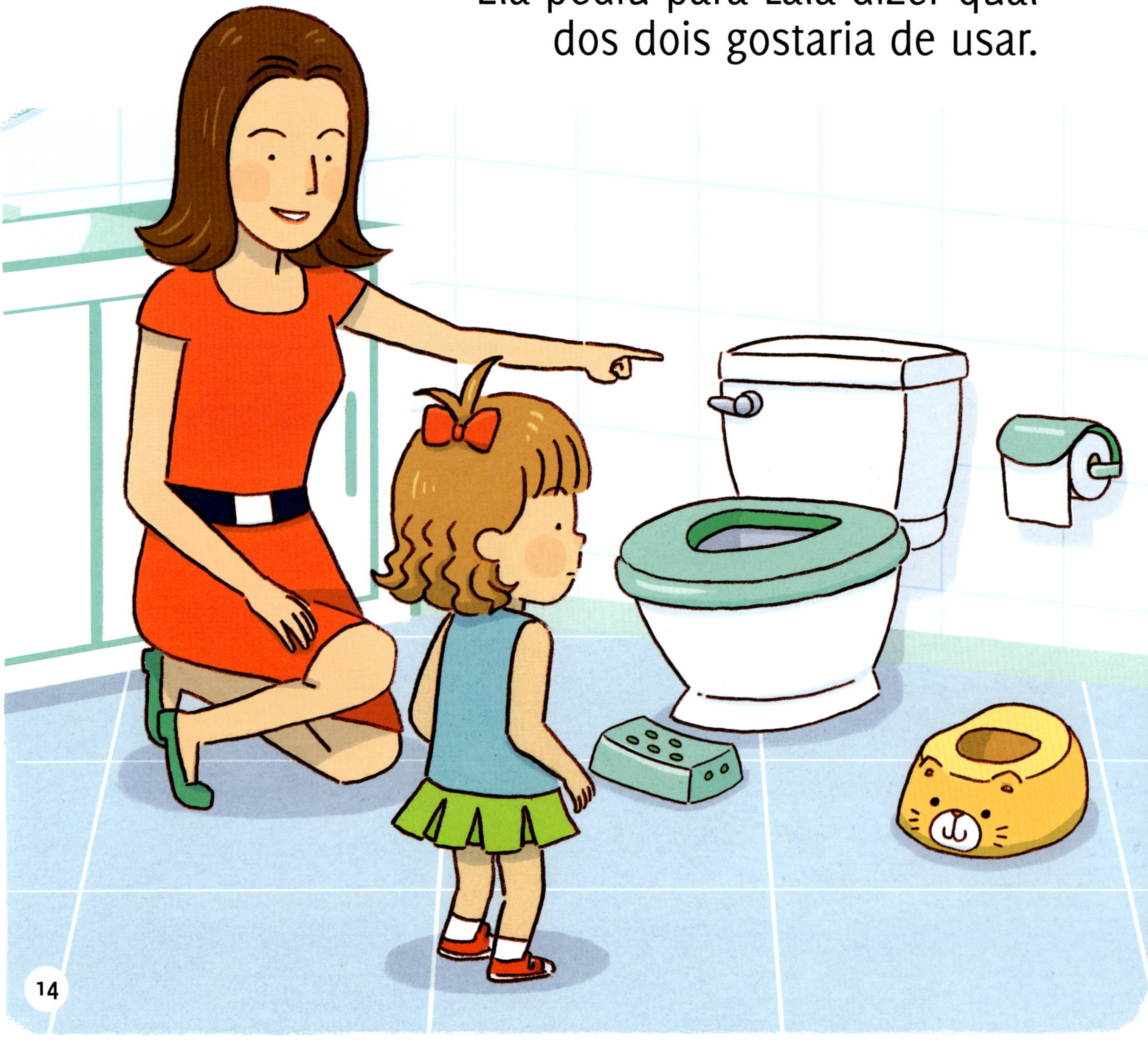

Lalá pensou, pensou, pensou...
E, em seguida, perguntou à mamãe:

— Posso experimentar os dois?

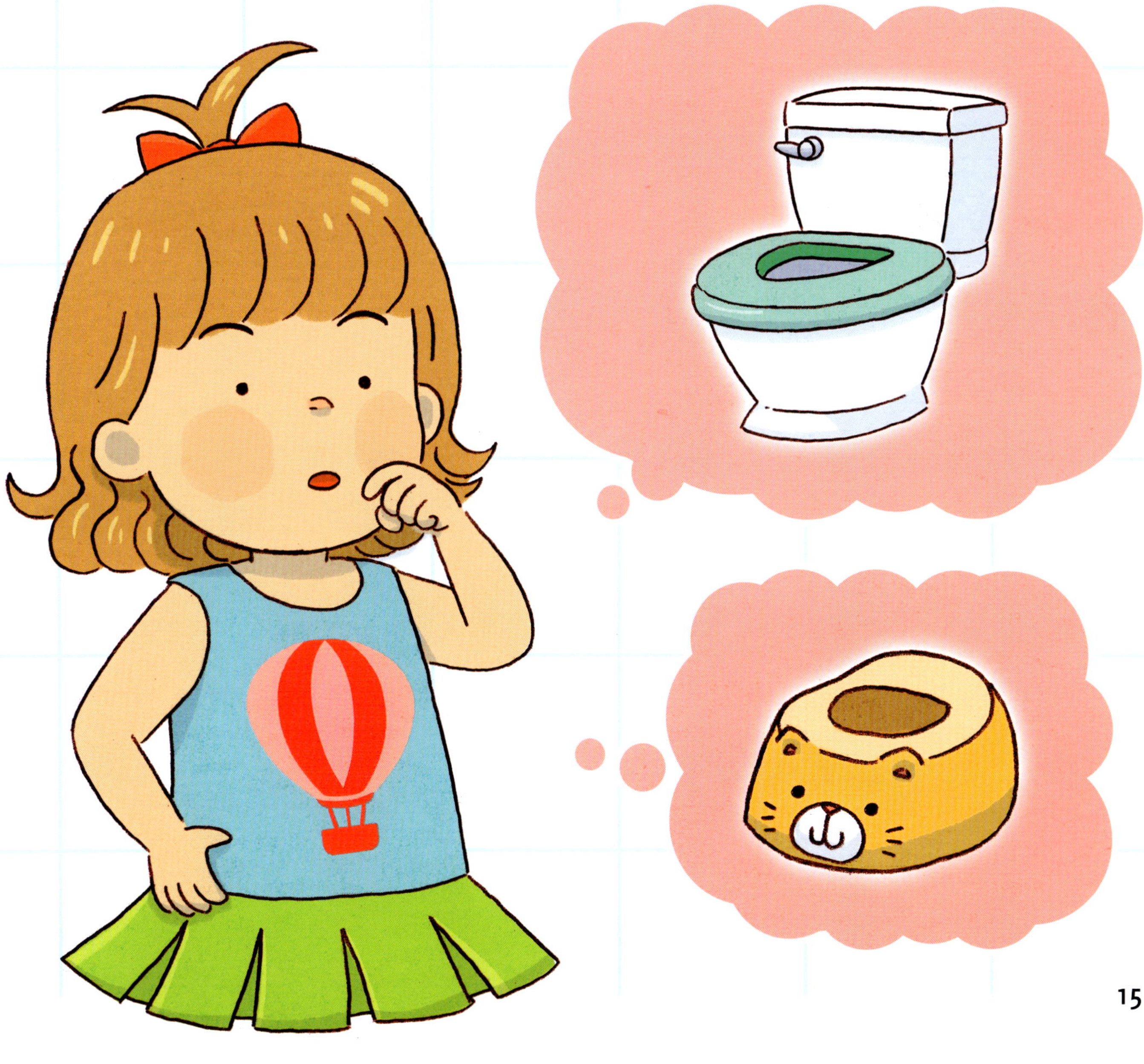

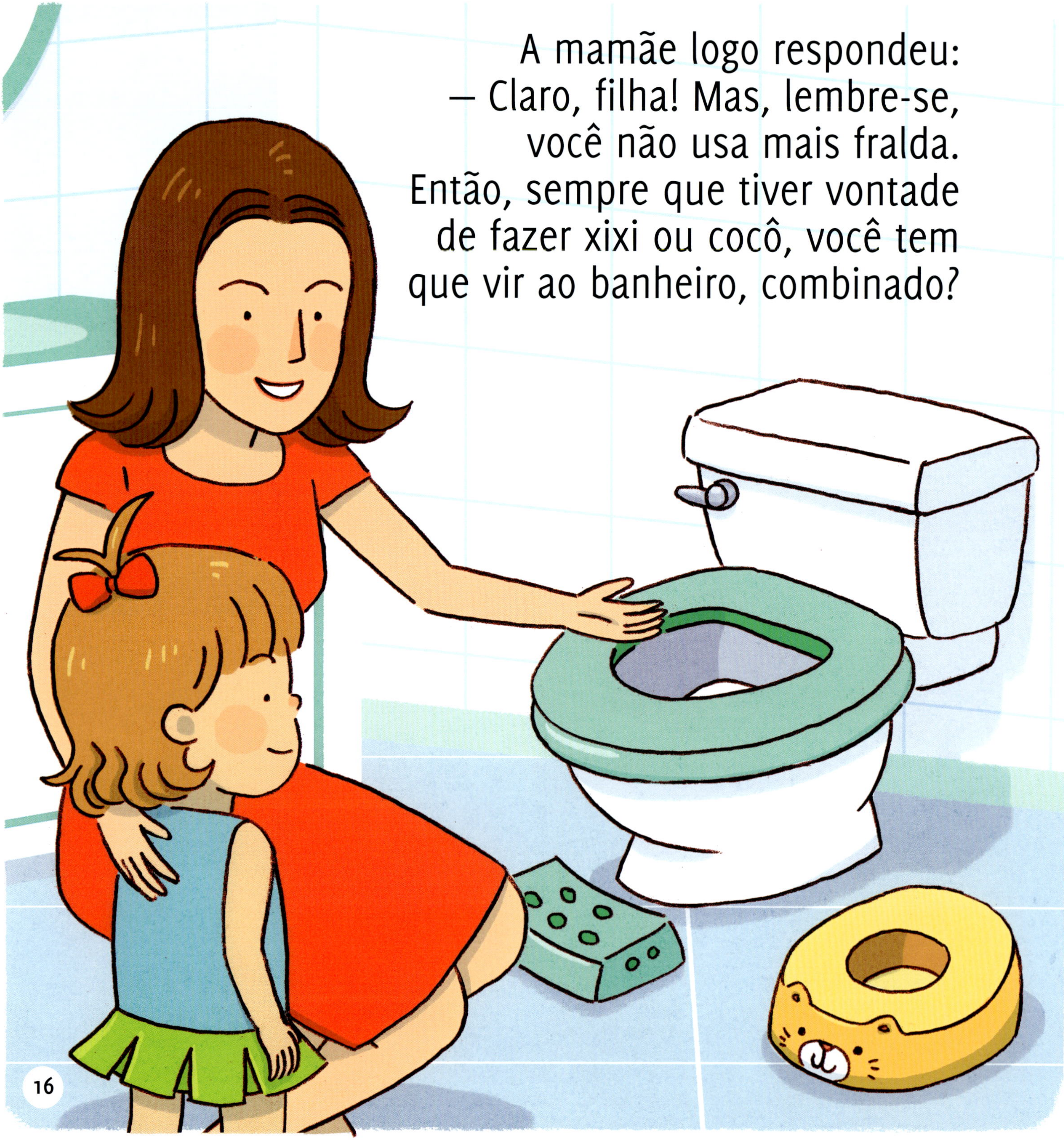

A mamãe logo respondeu:
— Claro, filha! Mas, lembre-se, você não usa mais fralda. Então, sempre que tiver vontade de fazer xixi ou cocô, você tem que vir ao banheiro, combinado?

Lalá ficou super feliz e animada.
A partir de agora, ela vai fazer xixi igual a mamãe.
Como ela está grande!

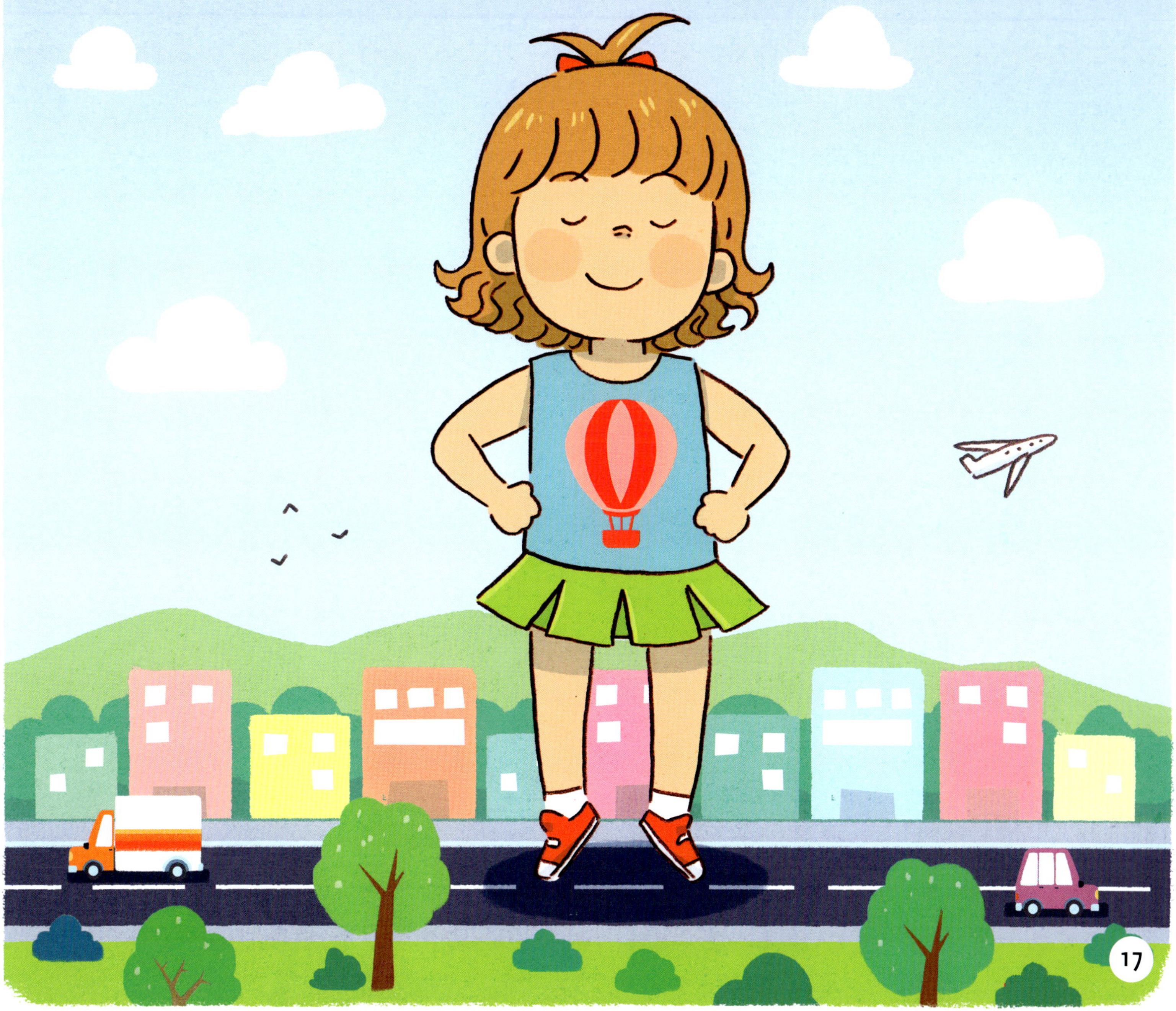

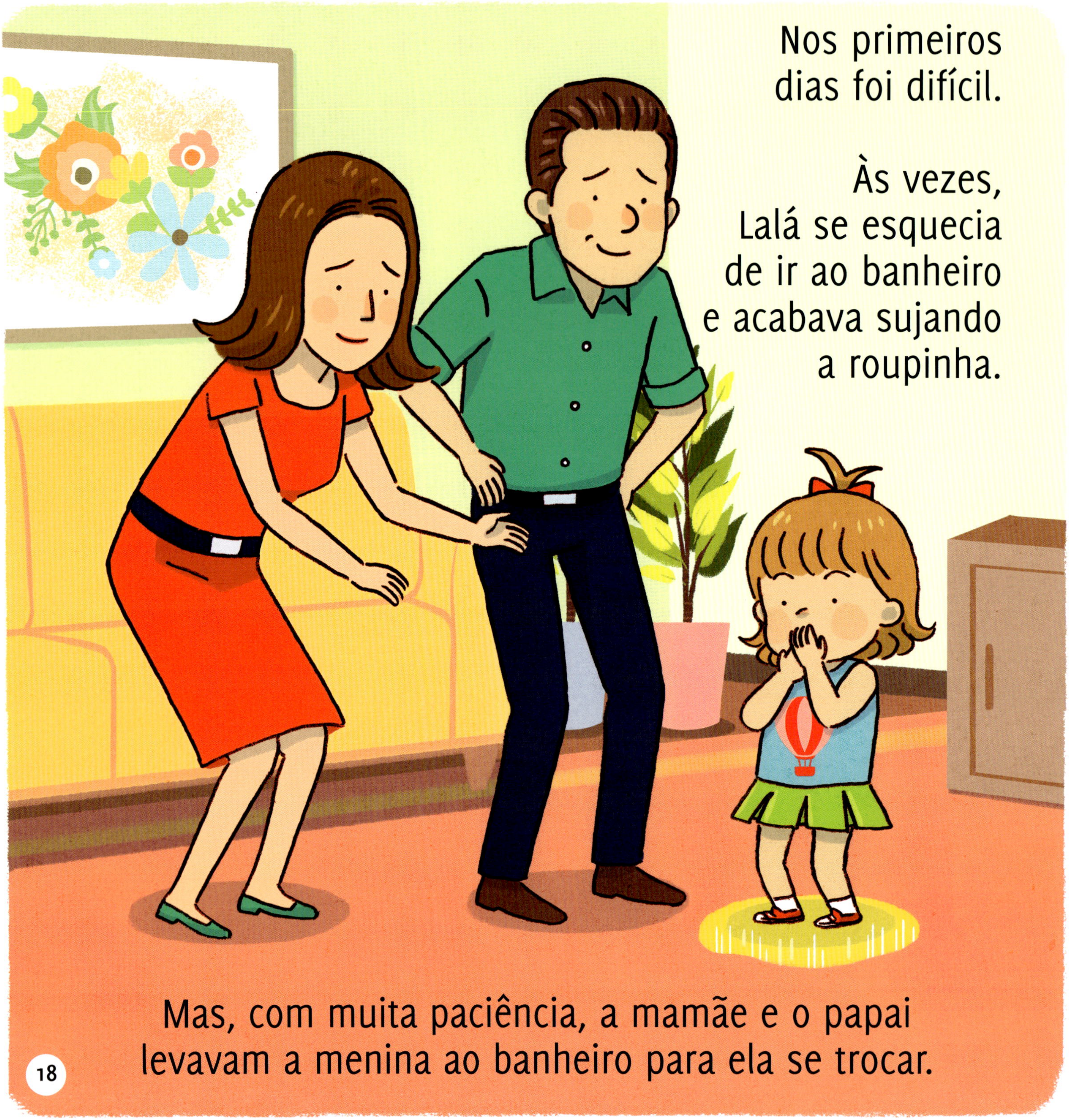

Nos primeiros dias foi difícil.

Às vezes, Lalá se esquecia de ir ao banheiro e acabava sujando a roupinha.

Mas, com muita paciência, a mamãe e o papai levavam a menina ao banheiro para ela se trocar.

Quando acertava o xixi e o cocô no vaso, Lalá ficava muito feliz. Ela e a família faziam uma festa!

E, rapidamente, a menina aprendeu que lugar de xixi e cocô é no vaso ou no peniquinho.

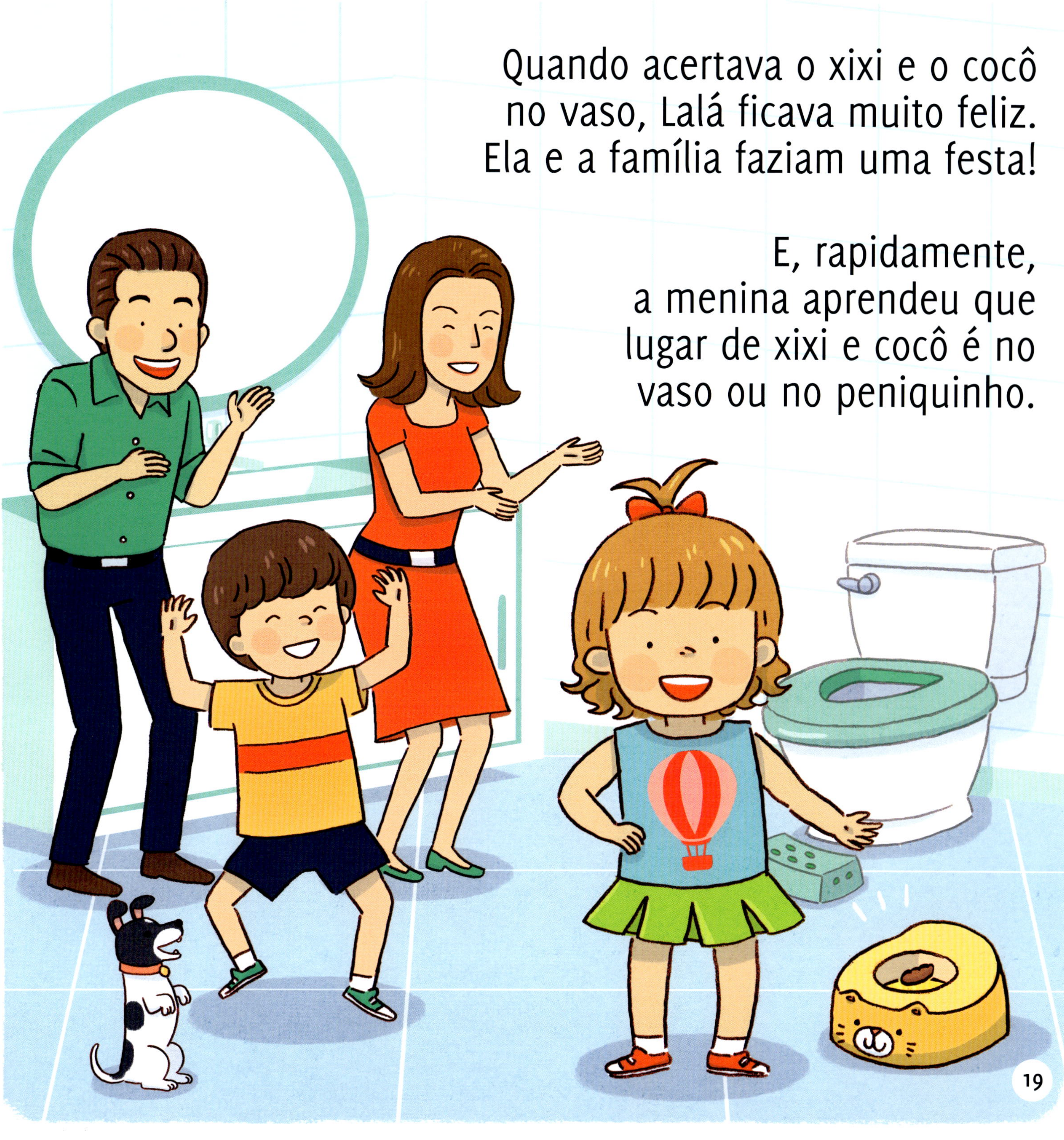

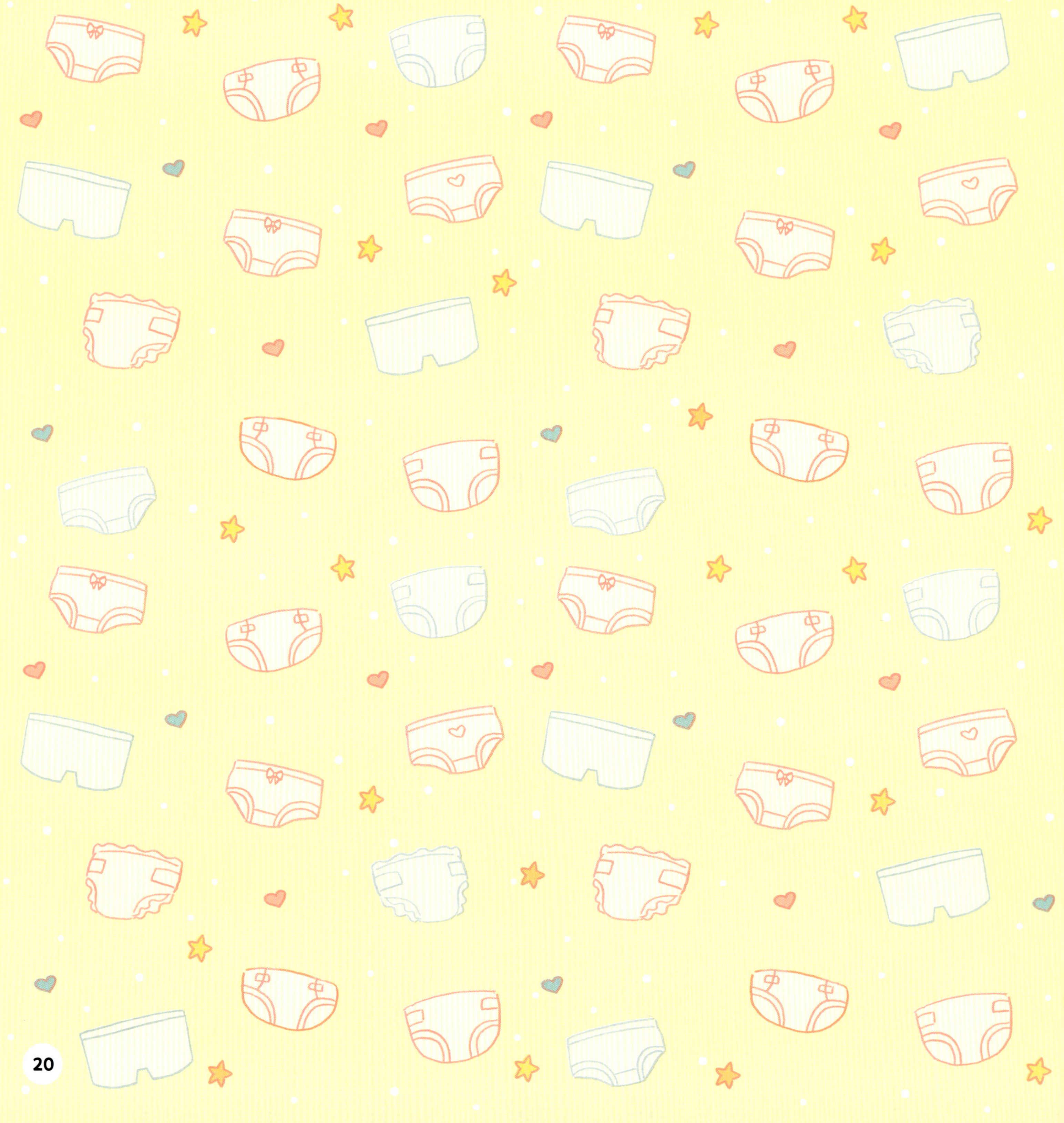

## DICAS PARA PAIS E EDUCADORES

Qual é a hora mais indicada para tirar a fralda? Há um melhor jeito de fazer isso? Como devemos proceder? Essas e outras dúvidas sempre surgem na cabeça dos pais quando a criança começa a crescer e demonstrar que está preparada para abandonar a fralda. Fique atento! Ela costuma dar alguns sinais como falar que fez xixi e cocô, além de demonstrar certo incômodo com a fralda.

O ato de retirar as fraldas possibilita um maior conhecimento do próprio corpo, oportunizando o processo do controle do esfíncter. Esse é um momento em que a criança dá os primeiros passos para se tornar mais independente.

Nessa fase, é importante que os pais, os professores e as pessoas que cuidam da criança (vovó, babá etc.) transmitam segurança, confiança e tranquilidade aos pequenos. Para que tudo dê certo, é essencial que todos trabalhem juntos. Tenha paciência para enfrentar esse processo, que envolve algumas escapadas de xixi e cocô. A criança precisa ter o mesmo tratamento na escola e em casa. Se faltar sintonia na parceria, o processo será prejudicado.

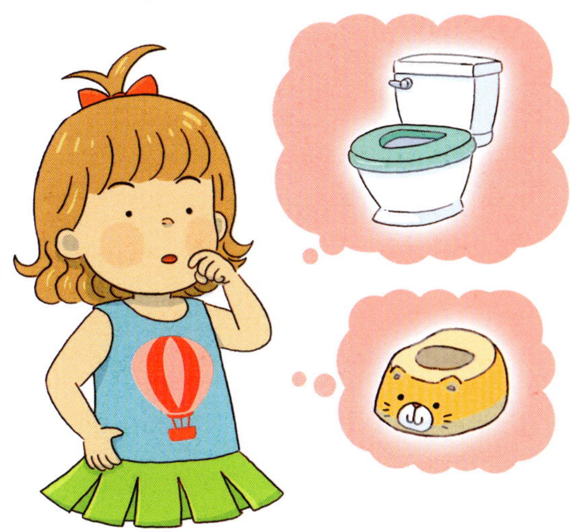

Para iniciar a transição, compre um penico ou um redutor de vaso com banquinho, importantes para dar segurança à criança na utilização do vaso sanitário. Outra boa estratégia são as calcinhas e cuecas coloridas com desenhos de personagens infantis, que estimulam os pequenos a perder o interesse pela fralda.

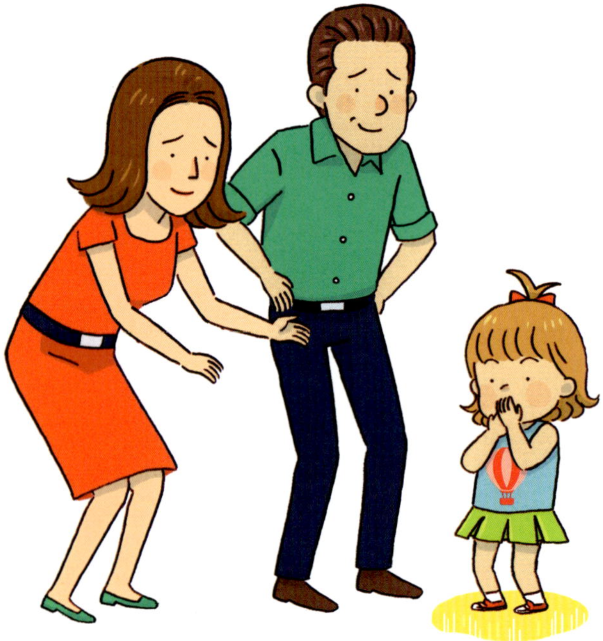

Depois de mostrar as novidades ao seu filho ou à sua filha, explique sempre o que acontece no banheiro de forma que a criança possa entender que aquele lugar é o ideal para fazer o xixi e o cocô. Diga a ela que o papai e a mamãe fazem isso todos os dias e que, daqui para frente, ela também usará o banheiro.

Uma vez iniciada a mudança de hábitos, não volte a colocar a fralda na criança. É preciso que haja coerência, e o estímulo deve ser constante para que ela não fique confusa. Peça ao seu filho ou à sua filha para avisar quando estiver com vontade de fazer xixi ou cocô. Você também deve lembrar a criança de ir ao banheiro sempre que possível.

No início, é normal que a criança faça xixi e cocô fora do vaso sanitário ou do penico. Muitas vezes, ela poderá ficar sentada e... nada. E, assim que se levantar, acabar fazendo xixi ou cocô na roupa. Isso acontece porque ainda não há por parte dela o domínio do controle esfincteriano. Nessa hora, você deve manter a tranquilidade e explicar tudo novamente à criança. Nunca castigue ou puna a criança por ela não ter conseguido. E faça elogios quando ela acertar.

Muitas crianças apresentam rituais e horários para fazer cocô. Cabe aos responsáveis observar essas peculiaridades e fazer as modificações necessárias na rotina. Se o seu filho ou a sua filha, por exemplo, começa a se dirigir para trás da cortina, e isso é um sinal de que está na hora do cocô, então, conduza a criança cuidadosamente até o banheiro.

Sempre que estiver fora de casa, mostre à criança o banheiro. Isso vale para a casa dos avós, shopping, cinema, consultório médico, etc.

Uma alimentação adequada pode ajudar muito nesse processo. A ingestão de fibras e bastante líquido evita a retenção de urina e o ressecamento das fezes.

Mais uma dica: valorize as ações lúdicas. Você pode levar o carrinho para o banheiro, a boneca e outros brinquedos. Além disso, as crianças adoram histórias e a leitura de alguns livros pode auxiliar na mudança. Use e abuse da criatividade.

A fralda noturna deve ser mantida até que o controle diurno esteja estabelecido. Posteriormente, quando a criança começar a amanhecer mais sequinha, é a hora de iniciar a retirada da fralda à noite.

Vale lembrar que não existe um tempo predeterminado para que o processo de eliminação das fraldas se complete. Cada criança tem o seu próprio ritmo que deve ser respeitado.

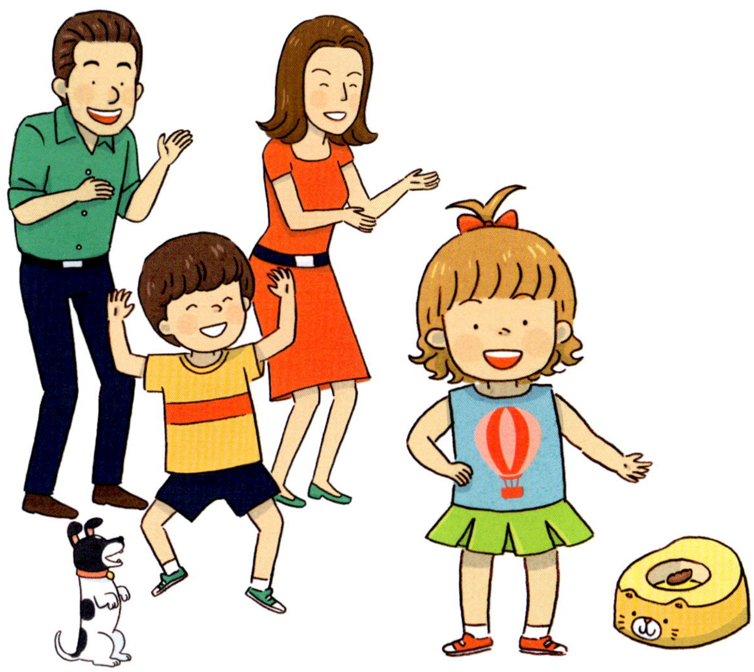

## FALE COM A AUTORA

E-MAIL:
colecaoestoucrescendo@gmail.com

INSTAGRAM:
@estou.crescendo

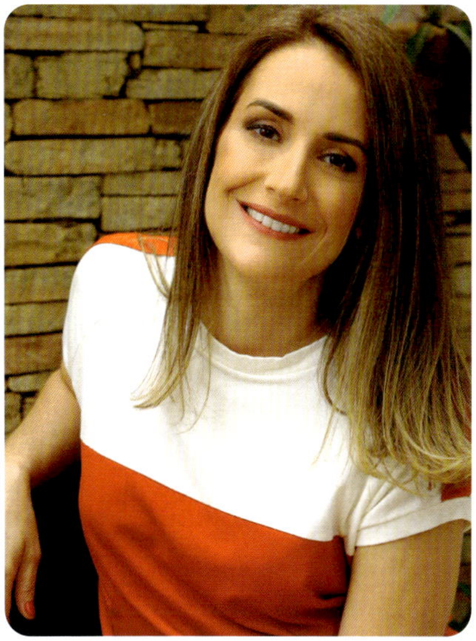

## FERNANDA PAIVA MASCARENHAS

Psicóloga formada pela Faculdade Newton Paiva. Pós-graduada em Psicopedagogia pela UNI-BH e em Neuroeducação pelo CEFAC-SP.

Atua há 20 anos como Psicopedagoga clínica e institucional, atendendo e orientando crianças, pais e professores.

Ao observar a necessidade dos pais e das escolas na orientação do tema deste livro, Fernanda resolveu escrever para melhor orientá-los. Além disso, ela é mãe de duas meninas e vivenciou esse tema em sua vida pessoal.

Conheça também:

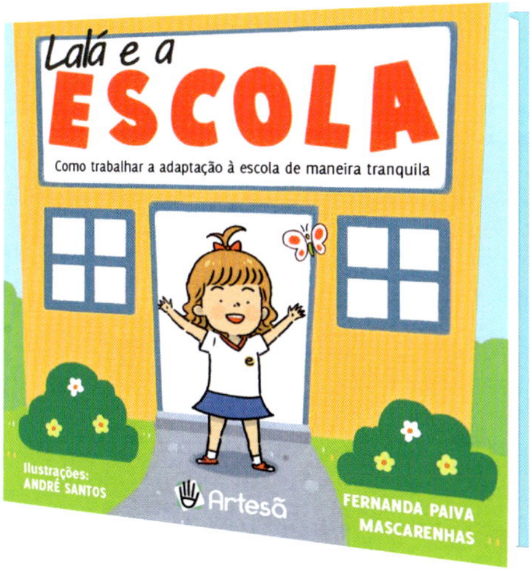


**LALÁ E A ESCOLA -**
**COMO TRABALHAR A ADAPTAÇÃO À ESCOLA DE MANEIRA TRANQUILA**

*"Lalá e a Escola"* objetiva auxiliar as crianças, os pais e os professores no processo de adaptação escolar, processo esse que, muitas vezes, gera insegurança, pois a criança está saindo do ambiente familiar para um espaço coletivo e desconhecido, o qual pode ser vivenciado de maneira tranquila, segura e saudável.

Lalá é uma menina que irá vivenciar o seu primeiro dia de aula, passando por momentos de insegurança e medo. Contudo, com a ajuda da professora e de seus pais, ela irá perceber que a escola é um lugar de muita diversão e de crianças felizes. Tenho certeza de que Lalá será uma companheira nesse processo. Leiam e aproveitem cada pedacinho dessa história que será bem semelhante à história que vivenciarão (ou estão vivenciando) no processo de adaptação escolar.

Construindo ideias
e conectando mentes

Este livro foi composto com tipografia Delicious Roman
e impresso em papel Couché 115g/m² na
Gráfica Formato em outubro de 2021.